CSCO 中国临床肿瘤学会患者教育手册

——甲状腺癌

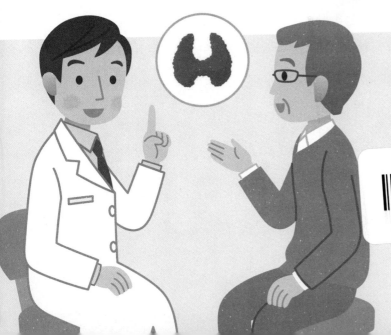

主编 陈立波 王卓颖

人民卫生出版社
·北京·

版权所有，侵权必究！

图书在版编目（CIP）数据

中国临床肿瘤学会患者教育手册. 甲状腺癌/陈立波，王卓颖主编. —北京：人民卫生出版社，2022.11
ISBN 978-7-117-33945-2

Ⅰ.①中… Ⅱ.①陈… ②王… Ⅲ.①肿瘤－防治－手册②甲状腺疾病－癌－防治－手册 Ⅳ.①R73-62 ②R736.1-62

中国版本图书馆CIP数据核字（2022）第201229号

中国临床肿瘤学会患者教育手册——甲状腺癌

Zhongguo Linchuang Zhongliu Xuehui Huanzhe Jiaoyu Shouce——Jiazhuangxian'ai

主　　编	陈立波　王卓颖	开　　本	889×1194　1/32　印张：2.5
出版发行	人民卫生出版社（中继线 010-59780011）	字　　数	48千字
地　　址	北京市朝阳区潘家园南里19号	版　　次	2022年11月第1版
邮　　编	100021	印　　次	2022年12月第1次印刷
印　　刷	三河市潮河印业有限公司	标准书号	ISBN 978-7-117-33945-2
经　　销	新华书店	定　　价	20.00元

E－mail　pmph@pmph.com

购书热线　010-59787592　010-59787584　010-65264830

打击盗版举报电话　010-59787491　E-mail　WQ@pmph.com
质量问题联系电话　010-59787234　E-mail　zhiliang@pmph.com
数字融合服务电话　4001118166　　E-mail　zengzhi@pmph.com

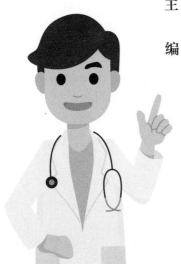

名誉主编	秦叔逵	中国人民解放军东部战区总医院
	林岩松	北京协和医院
	黄慧强	中山大学肿瘤防治中心
主　　编	陈立波	上海市第六人民医院
	王卓颖	上海交通大学医学院附属仁济医院

编　　者（按姓氏笔画排序）

马姣姣	中日友好医院
王　军	甘肃省肿瘤医院
王玉龙	复旦大学附属肿瘤医院
王任飞	同济大学附属第十人民医院
王卓颖	上海交通大学医学院附属仁济医院
叶　蕾	上海交通大学医学院附属瑞金医院
史　苑	上海交通大学医学院附属仁济医院
丛　林	北京弘医医学发展基金会
冯嘉麟	上海交通大学医学院附属仁济医院

刘志艳	上海市第六人民医院	林岩松	北京协和医院
孙贞魁	上海市第六人民医院	郑向前	天津医科大学肿瘤医院
孙伟杰	北京大学第一医院	赵　腾	首都医科大学附属北京朝阳医院
孙宏亮	中日友好医院	柳　卫	江苏省人民医院
李　超	四川省肿瘤医院	侯　鹏	西安交通大学第一附属医院
李小毅	北京协和医院	侯晓荣	北京协和医院
邱　娴	上海市第六人民医院	夏　青	北京弘医医学发展基金会
邱李恒	北京大学人民医院	徐书杭	南京中医药大学附属中西医结合医院
何紫燕	上海市第六人民医院	殷德涛	郑州大学第一附属医院
何霞云	复旦大学附属肿瘤医院	高　莹	北京大学第一医院
宋少莉	复旦大学附属肿瘤医院	郭　晔	同济大学附属东方医院
张　波	中日友好医院	黄　蕤	四川大学华西医院
张超杰	湖南省人民医院	程歆琦	北京协和医院
陈立波	上海市第六人民医院	樊友本	上海市第六人民医院
武晓泓	浙江省人民医院		

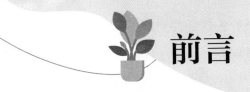

前言

目前，甲状腺癌是我国发病率上升最快的恶性肿瘤，已经位列全球女性恶性肿瘤的前四位。总体而言，甲状腺癌的预后优于其他恶性肿瘤，但因对科学防治知识了解不足，公众对甲状腺癌的认知尚不全面、不客观，普遍存在治疗过度与治疗不足并存的情况，部分患者可能发展为肿瘤复发或转移等晚期和难治情况，这严重制约了我国甲状腺癌患者总体生存状况的进一步改善。

科学的诊疗不仅需要与时俱进的临床指南和共识，更依赖于医患双方的互相信任和密切配合。为了更好地为患者和家属提供实用的信息，普及正确的防治理念，我们围绕甲状腺癌的流行病学、预防、诊断、治疗、预后等方面开展科普教育，用通俗易懂的语言和图文并茂的形式提升公众对甲状腺癌的认知水平，帮助患者坚定生存信念，更好地配合医生的诊治。

《中国临床肿瘤学会患者教育手册——甲状腺癌》从"怀疑自己得了甲状腺癌应该怎么办"的提问开篇，指导患者选择就诊科室，帮助患者理解医生可能开具的一系列辅助检查的目的和意义。之后对患者确诊后的疾病进程和个性化综合治疗方案进行了详细介绍，帮助患者了解在手术、用药、放射

前言

性碘治疗前后的注意事项。除了随访复查和生活作息指导外,本书还解答了年轻患者关心的孕产和疾病遗传问题,提供了保险、临床试验等社会支持信息,帮助患者在院外做好自我管理。

《中国临床肿瘤学会患者教育手册——甲状腺癌》由全国各地工作在甲状腺癌诊疗一线并致力于传播科普知识的专家学者共同撰写、审核,以求内容兼具科学性和可读性。感谢他们在疫情期间繁忙工作之余的辛勤付出,同时也要感谢北京市希思科临床肿瘤学研究基金会、《中国医学论坛报》等对本书出版的大力支持。让我们齐心协力,助力中国肿瘤患者的健康教育事业,共筑甲状腺癌患者的美好未来。

陈立波　王卓颖

2022 年 9 月

目录

第一章 怀疑自己得了甲状腺癌应该怎么办

体检发现甲状腺结节，
需要去医院复查吗　　　　　　　002
出现哪些症状时，
患者需要去医院就诊　　　　　　002
如何科学选择就诊的医院和科室，
就诊前需要做好哪些准备　　　　003

第二章 甲状腺癌的诊断和分类

患者就诊时可能进行哪些检查　　005
甲状腺癌的病理类型　　　　　　008
甲状腺癌基因检测的意义　　　　009

为什么会得甲状腺癌　　　　　　010

第三章 甲状腺癌患者的手术治疗

甲状腺癌患者需要手术治疗吗　　013
甲状腺癌患者可以选择的
其他治疗方式　　　　　　　　　013
甲状腺癌手术中需要切除
全部甲状腺吗　　　　　　　　　015
甲状腺癌手术中为何需要进行
颈部淋巴结清扫　　　　　　　　015
甲状腺癌手术可能存在哪些风险　016
甲状腺癌术后患者的注意事项　　017
患者术前需要做哪些准备　　　　017

第四章 甲状腺癌患者的内分泌治疗

术后患者还需要接受内分泌治疗吗 021
TSH 抑制目标是越低越好吗 021
分化型甲状腺癌患者补钙的注意事项 022

第五章 甲状腺癌患者的放射性碘治疗

什么是碘-131 治疗 025
哪些患者需要接受碘-131 治疗 025
碘-131 治疗的流程 026
碘-131 治疗的辐射问题 026
碘-131 治疗期间患者的注意事项 027

第六章 甲状腺癌患者的靶向治疗

什么是靶向治疗 030
哪些患者需要接受靶向治疗 030
如何获取靶向药物 030
如何选择靶向药物 031
靶向治疗期间患者的注意事项 031

第七章 甲状腺癌患者的外照射治疗

什么是外照射治疗 035
哪些患者需要接受外照射治疗 035
外照射治疗的流程 036
外照射治疗期间患者的注意事项 036

第八章 甲状腺癌患者的随访复查

患者术后的检查项目及时间 039

目录

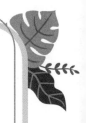

患者术后需要特别关注的症状　039
患者术后的日常注意事项　040
患者术后能正常生育吗　042

第九章　甲状腺癌的遗传问题
甲状腺癌会遗传吗　045
甲状腺癌可以进行基因筛查吗　045
甲状腺癌患者家属的注意事项　046

第十章　甲状腺癌术后的局部复发
甲状腺癌术后会复发吗　048
局部复发的表现　048
如何应对局部复发　049

第十一章　甲状腺癌的远处转移
甲状腺癌术后会转移吗　051
甲状腺癌转移的表现　051
如何应对转移　052

第十二章　甲状腺癌患者的治疗支持
医疗保险相关政策　054
临床试验、慈善赠药等相关信息获得　055

第十三章　患者故事
患者故事1　058
患者故事2　058
患者故事3　059
患者故事4　060

附录
甲状腺癌相关名词解释　062

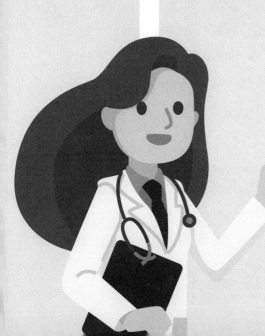

第 一 章

怀疑自己得了甲状腺癌应该怎么办

体检发现甲状腺结节，需要去医院复查吗

随着人们生活水平的提高和对健康的日益重视，定期体检成为大众守护健康的重要选择。

常规意义上，体检中心是发现健康问题的机构，而非进一步解决健康问题的机构。甲状腺疾病有时可表现为较复杂的、全身性的、多系统的症状，目前各大医院多遵循外科、内分泌科、核医学科、影像科及病理科等多学科协同诊疗的模式，故大家在体检时若发现甲状腺结节，建议前往正规医院就诊复查、明确诊断。

医生可以通过触诊发现甲状腺结节，但触诊发现的结节不一定是真正的结节，需要影像学检查证实才可作出诊断。如果是在体检中通过超声检查发现的结节，同样建议到正规医院复查，这是由于超声检查在很大程度上依赖于超声科医生的临床经验，而体检报告中针对甲状腺结节的描述往往是一句简单的结论，缺乏诊断信息，如结节的影像学特征、结节分级等；此时，请另外一名有经验的超声科医生进行复查，可以进一步增加诊断的准确性，打消就诊者不必要的忧虑。

出现哪些症状时，患者需要去医院就诊

甲状腺结节是一种很常见的临床症状，绝大多数结节是良性的，患者遵医嘱定期复查即可。

在儿童时期，如头颈部接受过放射线照射，且自己的父母、兄弟姐妹有甲状腺癌病史，则需要更加关注。

如短时间内结节增大；颈部其他部位摸到了肿大的结节（可能是淋巴结）；突然出现声音嘶哑、饮水呛咳、呼吸不畅等情况，应及时就诊评估。

如何科学选择就诊的医院和科室，就诊前需要做好哪些准备

建议患者首选甲状腺外科或头颈外科就诊，一般三级甲等医院都有甲状腺外科或头颈外科，如果没有，可以到普通外科或内分泌科就诊。患者如果病情复杂，建议到具有超声科、病理科、外科、核医学科、肿瘤科、内分泌科等多学科组成的专业诊疗团队的医院就诊。

患者就诊时需要携带血液和超声等相关检查报告，供医生参考比较。

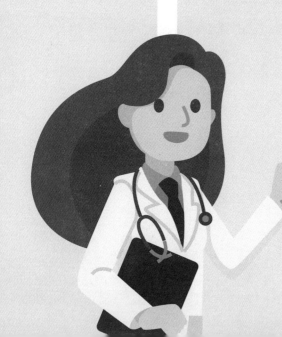

第二章

甲状腺癌的诊断和分类

患者就诊时可能进行哪些检查

甲状腺激素检查

甲状腺激素包括甲状腺分泌的甲状腺素（T4）、三碘甲腺原氨酸（T3）、游离甲状腺素（FT4）、游离三碘甲腺原氨酸（FT3）以及垂体分泌的促甲状腺激素（TSH）。TSH 主要用于调节甲状腺功能，促进 T3 和 T4 的合成和分泌。

术前检查甲状腺激素有助于了解甲状腺的功能状态。甲状腺癌术后需要使用左甲状腺素钠片替代治疗的患者，需要定期监测甲状腺激素，根据监测结果调整药物剂量。TSH 是分化型甲状腺癌（DTC）患者术后随访处置的重要血清学指标，医生会根据不同疾病的复发风险和 TSH 抑制风险为患者制订不同的 TSH 控制目标。

进食对甲状腺相关激素检查结果的影响不大，因此检查前患者通常不需要空腹。另外，对于甲状腺癌术后使用左甲状腺素钠片治疗的患者，每次调整剂量在体内的平衡时间大约需要 1 个月，因此建议患者在服药后 1 个月时复查甲状腺相关激素以评估治疗效果。对于长期口服左甲状腺素钠片治疗的患者，建议在当天服药前采血。

甲状腺自身抗原抗体检查

甲状腺自身抗原抗体检查包括甲状腺球蛋白（Tg）和抗甲状腺球蛋白抗体（anti-TGAb）。

甲状腺球蛋白只存在于正常甲状腺组织和分化型甲状腺癌细胞中，甲状腺的炎症、损伤等都会导致甲状腺球蛋白浓度升高，对甲状腺

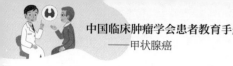

结节良恶性判别无特殊意义。在双侧甲状腺全切术后,甲状腺球蛋白可以作为分化型甲状腺癌疗效评价和预后判断的重要指标。

抗甲状腺球蛋白抗体是一类针对甲状腺球蛋白的自身抗体,可干扰甲状腺球蛋白的测定,从而影响甲状腺球蛋白检查结果的解读,因此抗甲状腺球蛋白抗体必须与甲状腺球蛋白同时检测。不同检测方法之间结果差异较大,因此推荐在同一家医院完成甲状腺球蛋白和抗甲状腺球蛋白抗体的连续监测。

超声检查

超声检查是诊断甲状腺结节的首选影像学检查手段。甲状腺结节患者经过手术等治疗后,也需要通过超声检查进行疗效评价和定期随访。

对有甲状腺癌家族史的人,没有证据表明进行超声检查可以提高其生存受益,一般按照体检的原则每半年到1年复查一次即可,如未发现病变,可以延长到2年复查一次。甲状腺癌发病的高危人群(如有童年期头颈部放射线照射史、放射性物质接触史或全身放射治疗史人群)需要尽早进行超声筛查。

超声检查可确定甲状腺结节是单发还是多发,结节的大小、位置,和周围组织器官的关系、形态特征、血供状况,超声科医生可以通过结节的特征评估结节的恶性风险。

颈部淋巴结转移需要经过超声科医生综合判断后才能确定。对于具有可疑转移征象的淋巴结,临床医生会结合患者的实际情况,选择超声引导下细针穿刺术(FNA)进行抽吸活检或测定细针穿刺洗脱液中 Tg 值（FNA-Tg）。

颈部 CT

颈部 CT 一般不用于人群筛查、已知或可疑甲状腺结节的初次检查，亦不用于鉴别结节的良恶性。对于已经确诊的甲状腺癌患者，则将颈部 CT 作为一种常规的影像学检查方法。

颈部 CT 的优势在于：①有助于明确疾病侵犯范围和颈部区域淋巴结转移情况，尤其是超声检查时容易漏诊或不可探及的区域；②可评估对手术计划有显著影响的生理结构变异。

颈部磁共振成像

颈部磁共振成像（MRI）一般也不用于人群筛查、已知或可疑甲状腺结节的初次检查，亦不用于鉴别结节的良恶性。

颈部 MRI 是超声检查或颈部 CT 的一种可选或补充的成像方法，它的优势在于：①软组织分辨率高，可更好地评价局部组织结构受侵情况，为医生提供更多有关病变的信息；②无放射损伤，对比剂对甲状腺功能影响小。

穿刺活体组织检查

穿刺活体组织检查，简称"活检"，甲状腺结节经过恶性风险评估后，医生会通过细针穿刺术进行抽吸活检，在超声引导下获取甲状腺结节的细胞成分，通过细胞学及基因手段对目标病灶的性质进行判断。

对于甲状腺结节活检细胞学结果为"不确定"的患者，如果超声检查评估为高风险，建议再次进行细针穿刺，如果检查结果仍为"不确定"，则应按照高风险对应的处置方法进行处置。

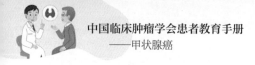

中国临床肿瘤学会患者教育手册
——甲状腺癌

甲状腺癌的病理类型

甲状腺癌有多种不同的病理类型。根据肿瘤的起源，分为滤泡上皮细胞起源的甲状腺癌和甲状腺滤泡旁细胞起源的甲状腺癌，后者称为甲状腺髓样癌。大家通常所说的甲状腺癌是指前者，包括分化型甲状腺癌（甲状腺乳头状癌、甲状腺滤泡癌、甲状腺嗜酸性细胞癌）、低分化型甲状腺癌和间变性甲状腺癌/未分化甲状腺癌。其中甲状腺乳头状癌最常见，大部分恶性程度较低、预后较好，也就是所谓的"懒癌"。但甲状腺乳头状癌中也有部分侵袭性亚型，容易复发、转移，预后不佳。低分化型甲状腺癌和间变性甲状腺癌/未分化甲状腺癌预后较差，5年生存率不到10%。

滤泡上皮细胞起源的甲状腺癌

1. 分化型甲状腺癌

甲状腺乳头状癌：是甲状腺癌中最常见的类型，占甲状腺癌的80%～90%，多见于年轻人，常为女性。肿瘤生长缓慢、大小不一，常伴钙化。甲状腺乳头状癌有14个亚型，少数为高侵袭型，易复发、转移。甲状腺乳头状癌一般以颈部淋巴转移最为常见，约有80%的儿童和2%的成年患者可扪及淋巴结，其次是经血液转移到肺或骨。甲状腺乳头状癌患者10年生存率为84%～95%。

甲状腺滤泡癌：较甲状腺乳头状癌少见，占甲状腺癌的5%～10%，居第二位，多见于中年人。中度恶性，发展较迅速，主要通过血液转移到肺、骨和肝，也可经淋巴转移。甲状腺滤泡癌患者 10 年生存率为 43%～85%。

甲状腺嗜酸性细胞癌：约占甲状腺癌的 3%，多发生于老年人，除发生血行转移外，约 30% 可发生颈部淋巴结转移。部分遗传综合征，如多发性错构瘤综合征患者患病风险增加。甲状腺嗜酸性细胞癌在 2017 年从甲状腺滤泡癌中独立出来，目前尚无生存率的相关数据。

2. **低分化型甲状腺癌** 约占甲状腺癌的 1%，细胞分化较差，恶性程度较高，患者 5 年生存率为 60%～70%，放射性碘治疗效果差。

3. **间变性甲状腺癌／未分化甲状腺癌** 占甲状腺癌的 2%～3%，多见于老年人。恶性程度高，死亡率极高，发展迅速，早期即可发生局部淋巴转移，或侵犯喉返神经、气管、食管，引起吞咽困难、呼吸困难、声音嘶哑、颈前区疼痛等症状，并常经血液转移至肺、骨等处。患者 5 年生存率不到 10%。

甲状腺髓样癌

占甲状腺癌的 2%～3%，中度恶性，较早出现淋巴转移，且可通过血液转移。甲状腺髓样癌患者会出现内分泌失调的症状，如多汗、腹泻、面色潮红等。甲状腺髓样癌分为家族性和散发性两种，家族性甲状腺髓样癌可有遗传性，多数伴有 *RET* 基因点突变。甲状腺髓样癌患者 10 年生存率约为 70%。

甲状腺癌基因检测的意义

随着对甲状腺癌研究不断深入，科学家已经发现许多和甲状腺癌相关的重要基因。目

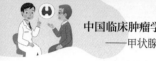

前,甲状腺癌基因检测包括 BRAFV600E、RAS、TERT 启动子检测,RET 突变检测,RET、ALK、NTRK 基因融合检测等。

甲状腺癌基因检测主要应用于三个方面,即辅助临床细胞学/组织病理学诊断、肿瘤复发风险分层以及指导靶向治疗。

针对细胞学、组织病理学不能明确诊断的病例,BRAFV600E 或者 TERT 启动子检测可以给医生明确诊断滤泡上皮细胞起源的甲状腺癌带来信心。针对复发难治性、侵袭性甲状腺癌,不同基因突变的靶向药物应运而生,往往也可以给患者带来一线生机。

为什么会得甲状腺癌

甲状腺癌的发病机制目前尚未完全明确,了解甲状腺癌的危险因素对于甲状腺癌的预防具有重要意义。目前,已知甲状腺癌的相关危险因素如下。

放射线暴露史

儿童时期的放射线暴露史是目前唯一证据充分的甲状腺癌致病危险因素。成年后由于医源性原因或工作原因等接受放射线照射可能导致甲状腺生理功能异常,但其是否会诱发甲状腺癌,目前尚无定论。

肥胖

多项研究证明肥胖与甲状腺癌的发病有一定的关联性,且身体质量指数(BMI)超标者,其甲状腺癌的死亡率较 BMI 正常者更高。

碘缺乏和碘过量

碘摄入量与甲状腺癌的发生关系复杂,碘

缺乏和碘过量都可能是甲状腺癌的风险因素。有研究证明，与碘摄入适量的地区人群相比，碘摄入量高的地区和碘摄入量低的地区不同病理类型的甲状腺癌患病率均有所增高。

🔹 遗传因素

部分甲状腺髓样癌是某些遗传性肿瘤综合征的表现之一，有明显的家族聚集性。除此之外，也有一些基因位点突变被认为与家族性甲状腺非髓样癌相关。

🔹 良性甲状腺疾病

有研究证实，包括甲状腺功能亢进症、甲状腺功能减退症、甲状腺肿大、甲状腺炎和甲状腺瘤患者的甲状腺癌发病率升高。尽管通常认为甲状腺良性疾病并非甲状腺癌的癌前病变，但对于患有上述疾病的患者进行长期复查和定期随访仍是十分必要的。

同时，普通人可依照世界卫生组织提出的"合理膳食、适量运动、戒烟限酒、心理平衡"的一级预防原则，通过改善生活习惯、保持良好心理状态等方式降低肿瘤的发病率，预防甲状腺癌的发生。

第三章

甲状腺癌患者的手术治疗

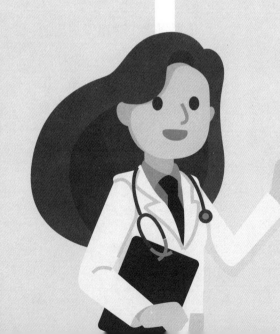

甲状腺癌患者需要手术治疗吗

绝大多数甲状腺癌患者需要以手术作为初始治疗，手术治疗的四个主要目标是：①切除全部肿瘤；②减少肿瘤复发；③为其他治疗创造条件，如放射性碘治疗；④方便随诊。

医生会结合具体情况，如年龄、身体情况以及肿瘤的大小、位置、恶性程度等，对每位患者进行综合评估，进而采用个体化治疗。

甲状腺癌患者手术治疗的大体原则如下。

1. 对可以进行手术的患者，均建议手术治疗。

2. 一部分肿瘤直径较小、恶性程度较低且无甲状腺周围侵犯及转移的患者，若经医生评估后为低危甲状腺微小乳头状癌，可以选择主动监测或手术治疗。在主动监测过程中如果出现疾病进展或者有手术意愿，应接受手术治疗。

3. 身体条件不允许、经评估后肿瘤无法切除或手术治疗后获益较小的患者，可以进行积极监测或选择其他治疗方式。

甲状腺癌患者可以选择的其他治疗方式

在手术之外，低危甲状腺乳头状癌患者是否可以随诊观察或者采取射频消融等治疗，目前仍是专业领域中的探讨热点。

主动监测、随诊观察

对于低危甲状腺微小乳头状癌患者，可以选择主动监测、随诊观察。在决定主动监测、随诊观察前，患者必须知情同意，并综合考虑现实的医疗条件，如患者是否能按时随访并获得良好评估，发现问题后是否能及时进行进一步诊治等。需要注意的是，并非所有甲状腺微小乳头状癌（直径≤1cm）患者都可以选择随诊观察，只有那些经过医生认真评估后确定为低危的甲状腺微小乳头状癌患者才可以选择主动监测、随诊观察。

当然，主动监测、随诊观察存在一些风险，包括：①决定主动监测、随诊观察前的评估可能遗漏小的、隐匿的转移病灶；②在主动监测、随诊观察过程中病灶可能逐渐增大或出现转移灶。

主动监测、随诊观察并不意味着对疾病不管不顾，在定期复查、评估病情的过程中患者需要做到以下两点。

1. 需要每半年进行一次复查，帮助医生较好地评估病情。

2. 患者在主动监测、随诊观察过程中，若发现病灶增大或出现转移灶，必须接受进一步诊治。

射频消融治疗

射频消融治疗是通过高频交变电流使穿刺电极针周围的组织发生热凝固、坏死，从而达到灭活组织细胞的目的，是一种微创治疗技术。近年来，部分医疗机构开展了低危甲状腺微小乳头状癌的射频消融治疗。

由于缺乏长时间、大样本的研究，且尚无其与主动监测的对比研究，故射频消融治疗并非临床中这类患者的常规治疗选择。对于经过正规治疗后复发转移的甲状腺癌患者，若病灶较少、体积较小、再次手术风险较高，可以前往有经验的医疗机构咨询射频消融等治疗方法。

甲状腺癌手术中需要切除全部甲状腺吗

对于甲状腺癌患者来说，医生会根据肿瘤和患者本身的特点进行综合考虑，决定需要切除的甲状腺范围。

以下两种情况通常建议切除全部甲状腺：①分化型甲状腺癌肿瘤范围较大时或需要后续进行放射性碘治疗时；②明确诊断为甲状腺髓样癌或甲状腺未分化癌。

甲状腺癌手术中为何需要进行颈部淋巴结清扫

甲状腺癌容易发生颈部淋巴结转移，20%~90%的分化型甲状腺癌患者在确诊时就存在颈部淋巴结转移，50%~75%的甲状腺髓样癌患者存在中央区淋巴结转移。对于存在淋巴结转移的甲状腺癌患者，进行颈部淋巴结清扫有利于降低肿瘤的复发率和死亡率。

颈部淋巴结清扫包括中央区淋巴结清扫和颈侧区淋巴结清扫。

中央区淋巴结清扫 术前确诊为甲状腺癌的患者一般都需要接受中央区淋巴结清扫。

颈侧区淋巴结清扫 当术前检查高度怀疑或经穿刺活检病理证实存在颈侧区淋巴结转移时，患者通常应接受治疗性颈侧区淋巴结清扫。

甲状腺癌手术可能存在哪些风险

由于个体生理结构的差异，即使是非常有经验的外科医生进行手术，手术的风险也是难以完全避免的。除常规手术的麻醉、出血、感染等风险外，手术的范围越大，出现严重并发症的风险越高，甲状腺癌手术中常见并发症如下。

甲状腺腺体切除、中央区淋巴结清扫
①出血导致的呼吸困难；②喉返神经损伤导致的声音嘶哑；③甲状旁腺损伤导致的甲状旁腺功能减退等。

颈侧区淋巴结清扫 ①神经损伤导致的耸肩及上肢上举困难；②大淋巴管损伤导致的乳糜漏；③大血管损伤导致的大出血及器官缺血等。

上述并发症中对患者生活质量影响较大且较常见的并发症是永久性喉返神经损伤和甲状旁腺损伤。

喉返神经损伤

喉返神经走行在甲状腺的后面、内侧，调节声带运动，主管发声的功能。单侧喉返神经损伤后患者会出现声音嘶哑等症状，这种情况多是暂时的，一般可在术后 6~12 个月内恢复，极少数患者会出现永久性、无法恢复的声音嘶哑。双侧喉返神经损伤比较罕见，但会导致即刻、严重的呼吸困难，必要时须切开气管。目前，已有手术中神经监测设备可以帮助医生辨识神经，增加手术的安全性，尤其在神经损伤风险较高的患者（再次手术及复杂手术）中意义重大。

🔖 甲状旁腺损伤

大部分人有 4 枚甲状旁腺，多松弛贴附在甲状腺后部，左右侧各 2 个，分泌甲状旁腺激素参与调节钙磷平衡及骨骼代谢过程。当甲状旁腺受到手术影响分泌功能受到抑制时，就会出现手术后甲状旁腺功能减退症、低钙血症，表现为手足或面部麻木，严重时可出现手足抽搐、双手呈鹰爪状等症状。多数患者手术后甲状旁腺功能减退症是暂时性的，经过数周（通常 2 周左右）的恢复血钙大多能回升、症状缓解。但是，若因甲状旁腺受肿瘤侵犯或无法辨识而全部被切除或血供严重受损，则会发生症状较重、无法恢复的甲状旁腺功能减退症（永久性甲状旁腺功能减退症）。这种情况下，患者应尽快到医院急诊或内分泌科就诊，根据病情补充钙剂、维生素 D 制剂。

甲状腺癌术后患者的注意事项

通常，手术会在患者颈部留有瘢痕，瘢痕的大小主要受患者伤口愈合能力等因素的影响。由于需要替代缺失的腺体功能、治疗肿瘤，故患者术后需要长时间服用左甲状腺素钠片，甲状腺全切的患者需要终身服药。

患者术前需要做哪些准备

🔖 在医生的指导下完善术前检查

甲状腺相关检查 甲状腺功能检查、甲状腺及颈部淋巴结超声检查、甲状腺及可疑淋巴结细针穿刺细胞学检查及基因检测、颈部增强

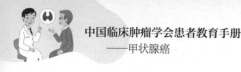

CT、喉镜检查等。

手术及麻醉评估 完善血常规、肝肾功能、凝血功能等检查，以及流行病学监测。

做好一般准备

住院准备 仔细阅读住院手册，备齐生活所需用品，安排陪护家属，提前请假等。

生理准备 保持充足的睡眠与营养，戒烟戒酒，防止感冒、发热，术前卸下义齿等。

心理准备 在医生的帮助下充分了解自身的病情、手术方式、手术的可能风险等，做好一定的心理准备，尽量以积极放松的心态配合医生的治疗。

特殊准备

应当及时向医生反映自己的特殊情况，配合医生进行相应的处理。

1. 有高血压、糖尿病等慢性疾病的患者，应规律服用药物控制好原发病。

2. 若患者日常服用阿司匹林、华法林、氯吡格雷等药物，须提前告知医生，在医生的指导下于术前几天停药或更换药物。

3. 若患者有药物过敏史、既往手术史等，应提前向医生说明。

4. 若患者有其他特殊情况，如妊娠、甲状腺功能亢进、心肺疾病等，建议在术前至相关科室进行评估和处理。

术前需要知晓的内容

需要住几天院 若术后患者恢复良好，无特殊不适情况，一般在手术后3~5天可出院。

术后需要休息多长时间 术后患者应根据自身恢复情况安排工作和休息，通常建议患者术后休息 1 个月，待伤口恢复良好、无不适感觉后再开始工作。

手术期间的饮食建议　术前正常饮食，保证充足的营养摄入；术前 8 小时及术后 6 小时禁食禁水；术后遵照医嘱饮食；出院后可恢复正常饮食。

月经是否会影响手术　通常月经并不会影响手术，具体情况须由医生评估。

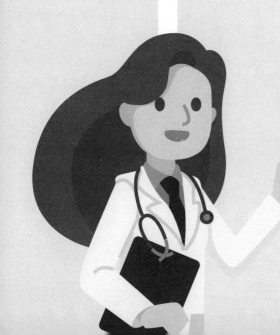

第四章

甲状腺癌患者的内分泌治疗

术后患者还需要接受内分泌治疗吗

分化型甲状腺癌（DTC）细胞表面存在促甲状腺素（TSH）受体，术后通过服用甲状腺激素抑制 TSH 水平，可以降低甲状腺细胞摄碘能力，阻断 DTC 细胞的生长，同时患者需要定期监测 FT3、FT4、TSH、Tg、anti-TGAb 水平，预防肿瘤复发。甲状腺髓样癌由于癌细胞生长不受 TSH 影响，故术后患者仅须补充甲状腺激素维持正常的甲状腺功能即可。

如果甲状腺癌手术损伤了甲状腺旁腺功能，患者出现术后低血钙症状，需要前往内分泌科就诊，及时合理补充钙剂和维生素 D 制剂治疗并规律监测血钙、维生素 D 水平和骨密度。

TSH 抑制目标是越低越好吗

分化型甲状腺癌患者术后需要通过外源性补充左甲状腺素钠片以抑制 TSH 水平，但 TSH 水平并非越低越好。其治疗目标分为初治期和随访期两个阶段。初治期通常指分化型甲状腺癌患者接受手术、放射性碘治疗等方法 1 年内，主要根据术后复发风险确立 TSH 抑制目标。进入随访期，须结合患者的治疗反应评估 TSH 抑制治疗的副作用，动态调整 TSH 抑制目标。

长期 TSH 抑制可能导致心房颤动、心动过速、骨量下降、骨质疏松等风险增加，对老年人和绝经后女性的影响往往更大。过度 TSH 抑制甚至可轻度增加一系列情绪障碍与认知功

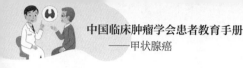

能障碍的发生风险。因此，应充分考虑副作用的风险，如对心脏、骨骼、认知功能的损害等，合理制订 TSH 抑制目标。

分化型甲状腺癌患者补钙的注意事项

患者术后需要补钙吗

部分复发风险较高的分化型甲状腺癌患者在术后通常需要服用左甲状腺素钠片将 TSH 水平抑制到正常低限以下。长期使用超生理剂量的甲状腺素，与绝经后女性发生骨质疏松症甚至骨折的风险增高有关，因此上述患者需要补钙。

医生会根据患者的年龄、性别、骨密度检查结果等进行骨质疏松相关风险分层评估，建议骨质疏松中高风险人群补钙。

患者应该如何合理补钙

对于长期接受 TSH 抑制治疗的患者，建议每日应保证摄入 1 000 ~ 1 200mg 元素钙。我国居民每日膳食摄入元素钙约 400mg，故尚需要额外补充元素钙 600 ~ 800mg/d。建议尽可能通过饮食摄入充足的钙，以牛奶为例，1mL 牛奶含 1mg 钙。当饮食中钙摄入不足时，可通过钙剂补充。钙剂的选择须考虑其钙元素的含量、安全性和有效性，建议咨询医生后再决定。绝经后女性和达到骨质疏松诊断标准的患者还应在医生的指导下增加补充剂量或酌情联合其他药物（如维生素 D、双膦酸盐等）治疗。

患者补钙需要注意什么

补充钙剂要适量,超大剂量补充可能增加肾结石等疾病风险。牛奶等富含钙质的食物摄入时间与左甲状腺素钠片的服用时间建议间隔2～4小时;钙剂服用时间与左甲状腺素钠片的服用时间建议间隔4小时以上,否则可能影响药物的吸收。同时,患者应该定期监测甲状腺功能。

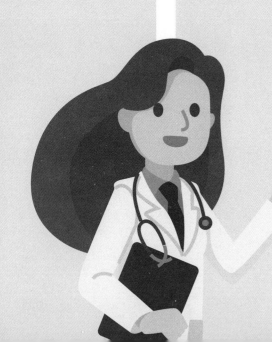

第五章

甲状腺癌患者的放射性碘治疗

什么是碘-131治疗

碘-131治疗作为分化型甲状腺癌手术后重要的辅助治疗手段之一,技术成熟、简便无创、安全性好,至今已有80年的历史。放射性碘-131经口服后可以定向聚集到残留的甲状腺组织或肿瘤细胞中,利用其发出的射线,高效、精准地发挥治疗作用。

碘-131治疗分化型甲状腺癌的目标主要包含三个层次。

1. 采用碘-131清除术后残留的甲状腺组织,称为甲状腺清除治疗。

2. 采用碘-131清除术后尚未通过影像学检查证实的、可能存在的残留或转移病灶,称为辅助治疗。

3. 采用碘-131治疗已经证实存在的且无法手术切除的肿瘤病灶,称为清灶治疗。

哪些患者需要接受碘-131治疗

全面、综合的治疗前评估是决定患者是否需要接受碘-131治疗的关键。医生通常会综合考虑以下因素。

1. 患者的手术情况及病理结果。

2. 患者当前的疾病状态,主要依据血清学检查和影像学检查进行评估。医生通常会根据患者的病情为其安排颈部超声、CT、磁共振成像、诊断性碘-131显像、甲状腺发射计算机断层成像(ECT)、正电子发射断层成像(PET)/CT等检查。

3. 患者合并的其他疾病的情况。

4. 在充分沟通并理解、接受碘-131治疗可能带来的益处及需要承担的风险后，患者的个人意愿。

5. 患者的家族史、基因检测结果。

6. 患者是否处于妊娠期、哺乳期，或是否有妊娠计划等。

可见，是否需要接受碘-131治疗是综合考量后由医生和患者共同决定的。

碘-131治疗的流程

进行碘-131治疗前，患者需要先到核医学科就诊，了解治疗前评估检查的项目、时间和注意事项，并遵医嘱进行相应的治疗前准备，如低碘饮食、停用左甲状腺素钠片等以降低体内稳定碘含量，提高碘-131治疗的效果。

患者在约定时间完成治疗前评估检查。结果回报后，患者须携带完整的病历资料和本次检查结果，由核医学科医生评估所有结果后再作出碘-131治疗决策，并将患者安排到专门的防护病房完成治疗。

碘-131治疗的辐射问题

碘-131是一种放射性同位素。碘-131治疗就是利用碘-131所发射的β射线在生物组织内清除术后残余的甲状腺组织和具有摄碘功能的甲状腺癌细胞。患者口服碘-131后，一定时间内留在体内的碘-131以及排出体外的碘-131所产生的辐射，会对密切接触的人员和环境带来一定影响。因此，接受碘-131治疗的患者要遵从医护人员的指导，在保证治疗安全的同时，尽可能减少辐射带来的影响。

碘-131 治疗期间患者的注意事项

💊 接受碘-131 治疗前

患者要和医生充分沟通，了解自己的病情及治疗方案，保持积极乐观的心态，树立战胜病魔的信心。患者要熟悉碘-131 治疗的过程，并在医生的指导下做好治疗前的准备工作，包括停服甲状腺激素类药物、避免使用含碘药物、避免摄入碘含量高的食物；在停服甲状腺激素类药物后，患者要多休息、避免剧烈运动、进食易消化食物、注意保暖。

💊 接受碘-131 治疗住院期间

患者服用碘-131 后，要适量多饮水、勤排尿，及时排便；大小便宜使用坐便器，防止外溅；含服酸味食物或维生素 C 片以保护唾液腺；呕吐物要吐入便器或水池并及时冲洗；进食易消化食物并继续保持低碘饮食 1~2 周；在医护人员的指导下及时恢复服用甲状腺激素类药物；出院前进行全身扫描检查，最好先行淋浴并换上干净的衣物，淋浴时严禁小便，以免影响检查结果。

💊 碘-131 治疗完成出院后

要继续遵守辐射安全相关要求 2~4 周，如患者独立房间起居、避免与他人，尤其是孕妇、儿童长时间密切接触等；遵医嘱按时、按量、规范服药，定期复查；逐步恢复正常工作与生活；合理膳食，均衡营养，无须刻意忌口，保持食物的多样性；戒烟戒酒；坚持适量的中等强度的有氧运动；劳逸结合，保证充足的睡眠。

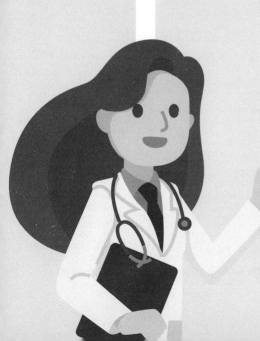

第六章

甲状腺癌患者的靶向治疗

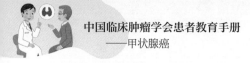

什么是靶向治疗

肿瘤生长或者扩散依赖于一些特定分子，靶向治疗则是以干扰这些特定分子来阻止肿瘤细胞的增长。传统的抗肿瘤药（特别是化疗药物）对人体所有细胞都有不同程度的杀伤作用，相对而言副作用较大。靶向治疗则是特异性抑制肿瘤细胞依赖的特定靶点，从而发挥高效低毒的抗肿瘤作用，因此也被称为"精准治疗"，属于个体化治疗。迄今为止，靶向治疗已经成为多种恶性肿瘤的重要治疗手段，甚至在某些肿瘤中已经取得了治愈性效果。

哪些患者需要接受靶向治疗

存在以下两种情况的患者应及时进行靶向治疗：①碘-131治疗无效且疾病进展；②病灶转移或肿瘤体积较大，危及患者生命。

对于肿瘤体积较大的患者应尽早考虑进行靶向治疗，且年龄不应视为靶向药物应用的限制条件。医生会先对患者进行个体化综合评估，之后决定是否对患者进行靶向治疗。患者在知情同意后开始接受靶向治疗，在治疗过程中应遵医嘱，治疗后定期随访，及时向医生报告出现的不良反应，以便医生适时调整用药，使患者从治疗中获益。

如何获取靶向药物

靶向药物的获取途径有两种，最常见的途径是通过医院或者药店购买，部分靶向药物已经纳入医保，患者个人只需要承担部分费用即可；另外一种途径是通过参加国内大型医院的临床试验来获取靶向药物。临床试验的药物一般是不需要患者承担费用的，但是需要患者在参加临床试验的过程中配合医生完成相应的检查和病情记录。

如何选择靶向药物

目前甲状腺癌靶向药物大体分为两类。第一类为小分子酪氨酸激酶抑制剂，可以用于治疗多种类型的肿瘤，但副作用相对明显，如同手雷，作用大、使用方便，但可能会误伤自己和队友；第二类为高选择性抑制剂，可以用于治疗有特殊靶点/基因突变的肿瘤，作用更强、效果更好，副作用也更少，类似于导弹，能够精确制导。

在靶向药物的选择上，要根据患者是否有明确的致病基因来决定。对于有明确致病基因的甲状腺癌，如 *RET* 突变或融合的甲状腺髓样癌、*NTRK* 融合的分化型甲状腺癌等，可以选择相应的高选择性抑制剂。对于没有条件进行基因检测的患者，或者基因检测结果为阴性的患者，通常推荐首先应用酪氨酸激酶抑制剂。

靶向治疗期间患者的注意事项

治疗开始前

靶向治疗开始前，患者应当就治疗期间的注意事项向专科医生进行咨询，同时应认真阅读药品说明书，了解药物的不良反应。

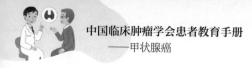

常见的靶向药物和适应证

靶向药物	适应证
索拉非尼、乐伐替尼、阿帕替尼、索凡替尼（后两种为国产药物，即将上市）	碘-131治疗无效的进展性甲状腺乳头状癌或甲状腺滤泡癌
安罗替尼、卡博替尼（国内未上市）、凡他尼布（国内未上市）	晚期甲状腺髓样癌
普拉提尼、塞帕替尼	伴有 RET 突变的晚期甲状腺髓样癌或有 RET 融合的放射性碘难治性分化型甲状腺癌
拉罗替尼	$NTRK$ 基因融合的分化型甲状腺癌

治疗期间

药物副作用 药物副作用监测是靶向药物应用过程中最重要的环节。一部分副作用容易被患者发现，如手足疼痛、口咽部疼痛等，另一部分副作用只能通过检查发现，故患者应当遵医嘱定期监测血压等指标或到医院检查。药物副作用在不同剂量下或不同肿瘤患者中可能存在差异，因此定期复查有助于患者及时发现身体变化，使医生能够为患者合理调整治疗方案。

疗效评估 服用靶向药物的最终目的是控制肿瘤，因此在用药过程中要遵医嘱定期监测疗效，观察药物是否有效，切记不能"闷头吃"。如果经评估肿瘤仍然在进展，医生会建议患者停药或者换用其他药物。

饮食及共同用药 靶向治疗期间，患者的大部分日常饮食并不会受到影响，但应避免使用靶向药物药品说明书中提示的可能影响药物代谢的食物和药物。

生活习惯 任何药物发挥作用都需要维持一定的血药浓度，因此患者需要每天尽量定时定量服用靶向药物，注意药品说明书中提示的服用条件，如餐前服用还是餐后服用。同时患者应规律作息，改变不良生活习惯，确保治疗的顺利进行。

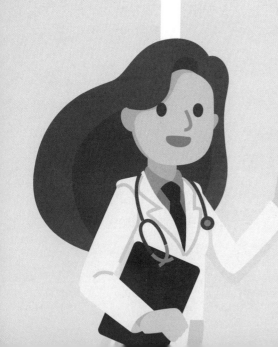

第七章

甲状腺癌患者的外照射治疗

什么是外照射治疗

外照射治疗属于放射治疗（简称"放疗"），利用射线杀灭人体内的肿瘤细胞，从而达到治疗的目的。通常外照射治疗应分次进行，整个疗程为4～7周。在计算机的控制下，仪器可针对肿瘤组织进行高剂量照射，而邻近的正常组织仅受到较低剂量的照射。这样有利于提高肿瘤的局部控制率，减少治疗的不良反应。

根据治疗目的，外照射治疗主要分为两种：①术后辅助治疗，其目的是尽可能根治肿瘤，使患者获得长期生存而无严重并发症；②姑息性治疗，目的在于缓解患者的症状，提高生存质量，延长生命。

在临床应用时，医生需要根据患者的具体病情、临床症状、既往治疗方式、疗效评估及患者自身基础条件等多种因素综合判断决定是否采用外照射治疗。

哪些患者需要接受外照射治疗

患者如存在以下情况，常考虑进行外照射治疗。

1. 甲状腺乳头状癌侵犯气管、食管、喉返神经致手术不能完整切除，颈部淋巴结多发转移、包膜外侵犯。
2. 高度恶性的未分化癌。
3. 甲状腺癌复发、转移等。

患者是否需要接受外照射治疗是综合考量后由专科医生和患者共同决定的，而不是简单

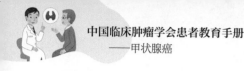

根据某个单一结果就作出决策。

外照射治疗的流程

外照射治疗是一项需要团队共同完成的工作。团队人员包括医生、物理师、剂量师、治疗师及护士等。放疗团队在制订治疗计划时会非常谨慎，会精确地对肿瘤区进行照射并尽可能对周围正常组织进行保护。在整个放疗过程中，患者每周至少要到放疗科医生处复查1次，放疗结束后须遵医嘱定期复查。

外照射治疗期间患者的注意事项

根据部位，外照射治疗的不良反应可分为局部不良反应和全身不良反应，根据发生的时间可分为急性不良反应和慢性不良反应。外照射治疗的不良反应与照射的部位、范围和剂量密切相关，如放疗期间喉部、气管、食管处不适，颈部皮肤色素沉着；放疗后颈部皮肤萎缩、皮下组织纤维化等。甲状腺癌外照射治疗期间患者的注意事项如下。

外照射治疗前

患者应积极与医生讨论病情，了解治疗的目的、预期效果及治疗的不良反应。在相关科室医生的指导下积极控制其他基础疾病。

外照射治疗中

注意保持照射区域皮肤干燥，避免衣领对颈部照射区皮肤的摩擦，忌搔抓，避免用化纤类围巾，忌暴晒。对骨转移病灶，尤其是位于脊柱椎体等承重骨的病灶，尽量避免病理性骨折、截瘫等严重不良事件的发生，如出现颈椎转移后需要考虑使用颈托、出现下肢骨转移需要考虑使用轮椅或拐杖。

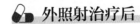 **外照射治疗后**

患者应定期复查,如出现不适,应及时就诊。

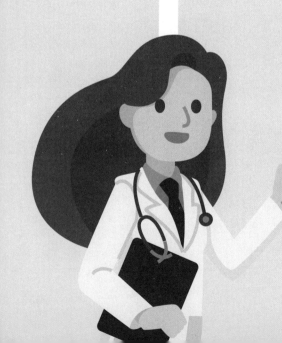

第八章

甲状腺癌患者的随访复查

患者术后的检查项目及时间

对于甲状腺癌术后患者，规律随诊是非常重要的。甲状腺超声检查及甲状腺功能检测是患者术后需要常规进行的检查。

甲状腺超声检查能够评估甲状腺手术区域以及颈部淋巴结情况。如果在随访中发现有可疑病灶，则需要缩短检查的时间间隔，或者行超声引导下细针穿刺活检，明确病灶性质。

在术后1个月时，患者需要进行第一次甲状腺功能检测，对于甲状腺髓样癌患者，还需要额外增加降钙素（CT）及癌胚抗原（CEA）两项检测指标。检测的目的是根据血液指标调整左甲状腺素钠片的服用剂量。每次调整药物剂量1个月后，患者都需要复查甲状腺功能。如果药物剂量没有调整，患者可以按照原计划继续随访。患者通常需要在术后1年内每3~6个月复查一次甲状腺功能、甲状腺球蛋白和抗甲状腺球蛋白抗体水平，1年后如无复发征象，则可将复查时间延长到每6~12个月一次。

在后续随访中，如果怀疑有疾病进展，患者还需要进行颈部增强CT或者肺部CT检查，医生会根据患者的病情给出具体的检查建议。

患者术后需要特别关注的症状

术后，约30%的患者会出现甲状腺癌复发或转移，因此原则上患者需要终身随访。甲状腺癌复发在早期往往没有明显症状，随着病

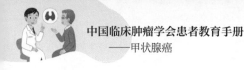

情的进展，甲状腺部位的肿瘤和转移的淋巴结会不断生长、侵犯周围组织，患者可能在原手术区域摸到肿大的癌灶，或在颈部摸到肿大的淋巴结。当肿瘤或转移淋巴结侵犯喉返神经、气管及食管时，则会出现声音嘶哑、呼吸困难及吞咽困难等症状。出现上述症状时，患者应提高警惕，及时就诊。

患者术后的日常注意事项

某些不良生活习惯和饮食习惯可能导致术后患者康复时间延长、并发症增加甚至有可能诱发甲状腺癌的复发或转移。在日常生活中注意改善不良生活习惯和饮食习惯则可以在一定程度上促进甲状腺癌患者的术后康复，降低复发和转移风险。

甲状腺癌患者术后需要改善的生活习惯

1. 术后3个月内避免颈部剧烈运动。首先，要积极预防和治疗某些基础疾病，避免如慢性支气管炎、气道过敏性疾病等引发反复咳嗽致颈部肌肉剧烈运动。其次，要避免颈部剧烈后仰和过度牵拉，减少出血、颈部伤口愈合不良等并发症。

2. 按时、按量、规范服用左甲状腺素钠片，定期复查甲状腺功能，遵医嘱调整左甲状腺素钠片的剂量。规范进行长期随访，及早发现异常病灶，及时干预。

3. 尽量减少不必要的电离辐射及接触放射性物质，CT、X线等带有辐射的检查应在医生谨慎评估后进行。

4. 积极锻炼身体，改善机体免疫力。建议以低中强度和间断运动为主，如散步、慢跑、快走、瑜伽、间断游泳、骑自行车、登山等。患者应根据自己身体的实际状况和兴趣爱好选择运动方式。

5. 注意劳逸结合，避免过度劳累及长时间熬夜，保持心情愉悦，进行自我情绪调节。

甲状腺癌患者术后的饮食建议

甲状腺癌患者术后的饮食原则上以清淡、高蛋白质、高维生素、低脂肪、低胆固醇的健康饮食为主，碘盐的摄入要适当。术后2周内不宜饮用浓茶、咖啡、碳酸饮料等兴奋性饮品以及食用辛辣刺激性食物，也不宜食用需要用力咀嚼的食物。

可以吃碘盐吗 需要根据所患甲状腺癌的类型及手术方式确定。

对于分化型甲状腺癌保留一侧腺叶的患者，建议低碘饮食，对于处于沿海城市等碘摄入量高地区的患者来说，建议适当控制海鲜、海藻类食物的摄入；对于处于碘摄入量低地区的患者来说，则应食用碘盐。也就是说，需要结合患者所在地区的碘摄入量决定患者是否可以吃碘盐。

对于未分化型甲状腺癌、甲状腺髓样癌、其他特殊类型甲状腺癌患者以及分化型甲状腺癌（甲状腺乳头状癌、甲状腺滤泡状癌）行双侧腺叶全部切除者，饮食的总原则为食物多样化、营养均衡、低盐低脂，对含碘食物不做特殊要求。

甲状腺癌患者术后需要吃保健品吗 许多

保健品未通过大规模临床试验验证，有效性和安全性有待明确，且把治疗的希望寄托在保健品上有可能耽误正常治疗，故不建议患者自行购买、服用保健品。患者可以根据自身的情况选择服用一些具有保健功效的中药，如冬虫夏草、灵芝，但无须刻意购买，事实上只要患者平时注意合理膳食即可。

患者术后能正常生育吗

患者术后是能够正常生育的，妊娠本身并不会引起疾病进展，绝大多数甲状腺癌术后的女性患者可以正常生育。

备孕时机

女性分化型甲状腺癌患者经过规范治疗、规律复查后，如未发现明显异常情况且有生育要求，是可以考虑备孕的，具体时机如下。

1. 单纯接受手术治疗的女性患者在甲状腺激素调整稳定后可以备孕。

2. 接受碘-131治疗的女性患者在治疗结束6～12个月后可以备孕。

若甲状腺癌治疗效果不佳，或已知存在复发或残留病灶，则患者须与主诊医生沟通妊娠的风险和注意事项，充分评估后决定是否适合妊娠。

补碘问题

妊娠女性患者的碘需求量比非妊娠女性显著增加，甲状腺激素合成增加，肾脏排碘量增加、胎儿碘需求量增加，因此，建议女性患者在备孕期、孕期及哺乳期适当增加碘的摄入量，可以在孕前补碘策略的基础上每天增加

150μg 碘。开始补充的最佳时间是孕前至少 3 个月。

💊 女性患者的孕期检查

怀孕后，女性患者除了必要的产前检查外，在甲状腺方面需要关注以下两个问题。

TSH 抑制治疗 一方面，要满足妊娠期间母体和胎儿充足的甲状腺激素供给；另一方面，要维持既定的 TSH 抑制目标。妊娠期女性患者服用的左甲状腺素钠片剂量应在医生的指导下进行调整，通常需要增加，且需要每 2~4 周检测血清 TSH，直至妊娠 20 周。TSH 稳定后患者可每 4~6 周检测一次。患者产后应立即将左甲状腺素的服用剂量恢复至孕前水平。

甲状腺癌相关随访复查 时间和复查内容与孕前基本一致，包括超声检查和甲状腺功能检测。

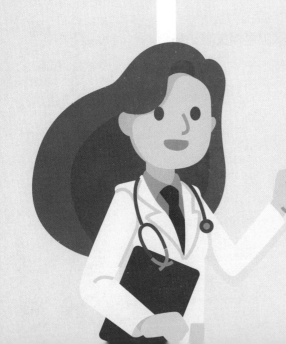

第九章

甲状腺癌的遗传问题

甲状腺癌会遗传吗

很多因素会影响甲状腺癌的发生,遗传因素只是其中之一。但值得注意的是,甲状腺疾病家族史和家族遗传相关的基因突变均与甲状腺癌的发生相关。

如果符合以下情况,建议定期进行甲状腺功能检测和超声检查,这样做有助于甲状腺癌的早发现、早治疗。

1. 具有甲状腺髓样癌、分化型甲状腺癌、多发性内分泌腺瘤病Ⅱ型、家族性多发性息肉病既往史或家族史。

2. 具有某些甲状腺癌综合征既往史或家族史,如多发性错构瘤综合征、卡尼综合征、沃纳综合征和加德纳综合征。

3. 其他肿瘤家族史。

甲状腺癌可以进行基因筛查吗

绝大多数甲状腺癌为散发性,但仍有部分甲状腺癌为家族性。家族性甲状腺癌可以分为家族性甲状腺髓样癌和家族性甲状腺非髓样癌。这两种甲状腺癌在基因诊断中具有不同的特征。

家族性甲状腺髓样癌

家族性甲状腺髓样癌是一种罕见的神经内分泌疾病,这类患者中以 RET 基因突变最为常见,约 100% 的家族性甲状腺髓样癌和约 75% 的散发性甲状腺髓样癌患者存在 RET 基因突变。因此,RET 基因筛查和遗传咨询对早期发现甲状腺髓样癌十分重要。

推荐以下人群进行 RET 基因筛查和遗传咨询，定期进行甲状腺超声检查并检测血液中降钙素水平。

1. 所有甲状腺髓样癌患者，若基因检测异常，则检测范围应进一步扩大到一级亲属（父母、子女和兄弟姐妹）。

2. 儿童或婴儿期出现多发性内分泌腺瘤病 II 型表现者的父母。

3. 皮肤苔藓样淀粉样变患者。

4. 携带 RET 基因 10 号外显子突变的先天性巨结肠患者。

家族性甲状腺非髓样癌

家族性甲状腺非髓样癌占所有甲状腺非髓样癌的 5%~15%，可由一系列与遗传易感性相关的基因改变导致。建议甲状腺癌患者亲属按照体检要求定期检测甲状腺功能并进行颈部超声检查。如果患者及亲属对疾病存有顾虑，可请医生评估其是否有必要进行相关的基因检测。

甲状腺癌患者家属的注意事项

建议具有以下情况的甲状腺癌患者亲属，尤其是一级亲属，尽快到专业医疗机构进行正规咨询及诊治。

1. 亲属具有和甲状腺癌患者相同的遗传性甲状腺癌基因突变。

2. 亲属具有与甲状腺癌患者类似的症状或者可疑症状。

通常情况下，甲状腺癌患者亲属仅须按照体检要求定期检查，远离甲状腺癌的危险因素，重视和加强甲状腺癌的日常预防即可。

第十章

甲状腺癌术后的局部复发

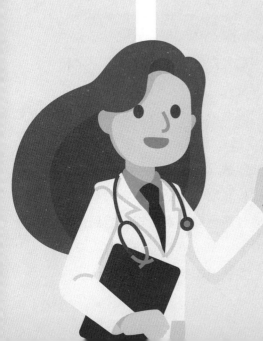

甲状腺癌术后会复发吗

甲状腺癌和其他恶性肿瘤一样,都存在术后复发的可能性,相关数据统计显示,分化型甲状腺癌 40 年累计复发率达到 35%。

甲状腺癌术后复发与甲状腺癌的分期、分型、发病部位、患者年龄甚至基因突变等因素有关,存在个体差异。需要说明的是,近 90% 的甲状腺癌是分化较好、恶性程度较低的肿瘤,规范治疗后复发的概率比较低。对于大多数分化型甲状腺癌,即使出现局部复发,早期发现后通过以外科手术为主的综合治疗仍然可以取得较好的效果,甚至和初次治疗效果没有太大区别。

对于一些反复复发,合并特殊基因突变的分化型甲状腺癌或者甲状腺髓样癌、未分化型甲状腺癌患者,问题则相对复杂得多,这部分不到甲状腺癌总发病率的 10%,但却是引起严重后果的主要原因,需要特别关注。

局部复发的表现

甲状腺癌术后复发的具体表现并不完全相同,可能是局部复发,也可能是远处转移。局部复发,即甲状腺区或颈部出现肿块;远处转移,即肺部、骨骼等组织器官出现转移性病灶,引发相应的症状。

现实生活中,在复发初期,患者大多无自觉症状,通常通过超声等检查发现。当局部复发的肿瘤压迫周围组织,患者可能会有声音改变、呼吸不畅、吞咽困难等局部压迫症状。当颈静脉受压时，患者会出现患侧颈静脉怒张与面部水肿等症状。一旦患者出现声音嘶哑、呛咳、憋气、咯血等症状时，肿瘤复发往往已经发展到了一定程度，这也反映出术后定期复查的必要性。

如何应对局部复发

医生需要认真评估患者的临床表现、影像学检查和病理检查等，结合既往病史，明确本次复发是残余甲状腺的肿瘤复发还是颈部淋巴结复发、是否累及重要的组织器官，以及是否合并远处转移。医生会与患者沟通，明确再次手术的目的、范围、可能的并发症、后续的治疗方案以及其他治疗手段的获益和风险，如射频消融术、碘-125粒子植入术、外照射治疗、靶向治疗和参加临床试验等。

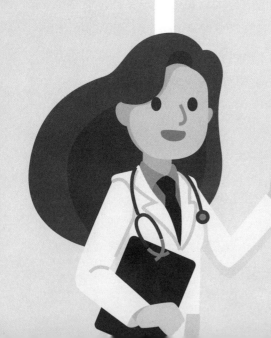

第十一章

甲状腺癌的远处转移

甲状腺癌术后会转移吗

20%～30%的患者在甲状腺癌术后会发生转移。据统计，约80%患者的转移在综合治疗后的前3年出现，约10%患者的转移在综合治疗后的第3～5年出现，另有约10%患者的转移是在综合治疗的5年后出现。因此，甲状腺癌术后3年内患者要进行规律复查。甲状腺癌术后转移，以淋巴转移最为常见，且大多局限在颈部，较少发生致命的远处器官转移。

甲状腺癌转移的表现

甲状腺癌术后发生转移的途径主要有淋巴转移、血行转移以及骨转移。远处转移常见肺、骨转移等。不同转移部位会产生不同的临床症状。

肺转移

当肺部结节较小时，患者通常无明显症状；当肺部转移灶较大、较多时，患者会出现胸闷、咳嗽或咯血等症状。

骨转移

如果出现骨转移，患者会表现为骨痛，严重时会出现病理性骨折。

脑转移或肝转移

这两个部位的转移非常罕见。脑转移后患者会出现头痛、恶心、呕吐或者肢体麻木、无力等症状。肝转移后患者表现为食欲减退伴有肝肿大，严重时会出现黄疸等表现。

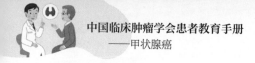

如何应对转移

甲状腺癌术后患者如果出现转移,针对不同情况,医生会给予其相应治疗。转移灶如果可以通过手术切除,则首选手术治疗,对于摄碘转移灶,碘-131治疗可以获得一定的临床疗效。其他治疗方案包括射频消融术、外照射治疗、靶向治疗和参加临床试验等,医生会与患者沟通所选治疗方案的获益和风险。

第十二章

甲状腺癌患者的治疗支持

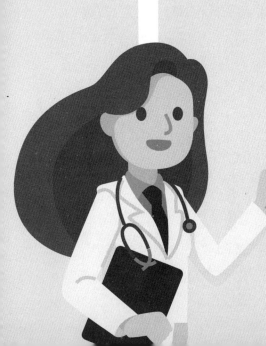

医疗保险相关政策

甲状腺癌社会保险支付政策

甲状腺癌社会保险（以下简称社保）支付中需要特别注意的是异地医保。异地医保付费存在不同规定，患者可以首先登录所在地社保网站或公众号查询有关政策，同时激活电子社保卡，方便进行异地结算和查询。激活电子社保卡的途径包括电子社保卡手机软件（App）、电子社保卡微信小程序、国家政府服务平台、支付宝等；如果需要使用社保异地就医，可登录国家异地就医备案小程序，进行异地就医备案申请，申请成功后可在异地使用社保就医。

甲状腺癌商业保险支付政策

既往甲状腺癌在传统商业保险中属于重大疾病范畴，一旦确诊手术，将按照重大疾病保险总额的全额进行赔付。随着医学界对于甲状腺癌认知的不断加深以及对疾病管理的日益完善，多数低危甲状腺癌患者在进行规范诊治后，生存率和生活质量相对较好，医疗花费相对较少，因此《重大疾病保险的疾病定义使用规范（2020年修订版）》将部分危险程度低的甲状腺癌列入轻症，不再享有重大疾病全额赔付。新规实施日期是2021年2月1日，自该日起，保险公司只能销售符合新规的重大疾病保险产品。同时，目前市面上也有面向已诊断甲状腺结节人群的保险产品，如有需要可以前往正规保险公司咨询。

如何准备商业保险赔付材料

患者需要提前与保险经理人沟通，明确赔

付材料的明细和份数，一般包括：住院病案首页、出院小结、入院记录、手术记录、超声报告、病理报告等。在出院时，患者可以与主诊医生确认赔付材料是否完整，可在出院后 1 个月左右至医院病案室复印相关材料。

临床试验、慈善赠药等相关信息获得

临床试验的信息获得渠道

针对病情严重、现行疗法效果不佳或者无力承担费用的患者，参与临床试验是获取最新治疗方法或新药的常见途径。同时也应该注意到，临床试验用药有可能无效，甚至出现严重的副作用，因此患者应与主诊医生共同评估参与临床试验的风险与获益。患者可登录有关临床试验的网站（如中国临床试验注册中心）查询与疾病相关的临床试验及患者招募信息。

慈善赠药的信息获得渠道

针对药物价格高、保险难以报销的新药，药品生产厂家或相关机构可能会出台慈善赠药政策，符合条件的患者可免费获取指定药品，大幅减轻经济负担。患者可登录慈善赠药的相关网站（如中华慈善总会）查询相关信息。

心理咨询的信息获得渠道

甲状腺结节及甲状腺癌患者的心理问题不容小觑，疾病带来的心理问题对患者生活质量的影响有时甚至超过了疾病本身。目前，全国部分心理学专家已经在甲状腺疾病患者心理辅导方面积累了丰富的临床经验，患者可在各医院官网上查询专家的出诊时间。

病友互助团体

随着甲状腺癌疾病管理知识的普及,患者及患者家庭不再仅满足于传统的就医方式,他们需要在寻医问诊、生活保健、心理健康等方面得到更多的帮助与扶持,因此,众多的病友互助团体及病友帮扶机构应运而生。

由于国内没有官方注册的患者互助组织,病友间自发形成的组织十分活跃,在很大程度上为甲状腺癌科普知识的传播、求医问诊信息的交流以及患者个体间的心理安慰起到了不容小觑的作用。不少促进医患交流的企业也应运而生,与国外一些完善的助医系统不同,这些企业大多数还处于起步阶段,其中不少企业带有鲜明的商业属性,如有偿服务及销售医疗保健产品等。但不可否认,其中一些企业确实能够提供真正有价值的医疗服务。

第十三章

患者故事

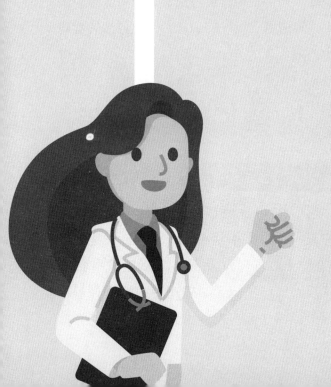

患者故事 1

小王在 23 岁入职体检时通过颈部超声检查发现了右侧直径约 6mm 的甲状腺结节,由于当时很年轻,她并没有将这件事放在心上。两年后,在公司组织的体检中,针对小王颈部超声的检查结果,医生建议她去医院就诊以进一步明确病情。经过一番查阅和咨询,小王去医院进行了穿刺活检,被诊断为甲状腺乳头状癌。她住院接受了右侧甲状腺全切及预防性中央区淋巴结清扫术,每天口服左甲状腺素钠片。复查时医生告诉她,她的甲状腺癌属于早期,只要定期随访,就能够恢复正常的生活节奏。

术后 1 年,小王结婚了,为了科学备孕,她定期到内分泌科复查甲状腺功能、调整药量,在保证科学饮食的前提下适量摄入海鲜和果蔬。如今,她一边感受着腹中新生命的成长,一边憧憬着美好的未来。回顾自己的看病经历,她不禁感慨,尽管自己这么年轻就得了癌症,但经过规范治疗,实际影响并没有想象中那么大,反而让她更加珍惜眼前的生活了。

患者故事 2

老李在 40 岁时因为持续声音嘶哑去医院检查发现患有甲状腺癌,医生告诉他,他的肿瘤较大而且位置不好,长在了甲状腺的背面,已经侵犯了影响声带的喉返神经,右侧头颈部还有多发的淋巴转移。为了降低后续复发风险，老李需要做较大范围的颈部淋巴结清扫术，而且存在术后缺钙等风险。老李一度陷入了焦虑：自己的情况似乎不像大家描述的"幸福癌"那么乐观，难道正值壮年就要放下自己的事业，成为家庭的负担了？

　　在医生的帮助下，老李很快住院进行了双侧甲状腺全切及颈部淋巴结清扫术，术后病理提示：右侧甲状腺乳头状癌侵犯喉返神经，伴颈部淋巴转移（右侧Ⅵ区 8/8，左侧Ⅵ区 2/6，右侧Ⅱ～Ⅴ区 7/34）。术后经过 1 周的补钙治疗，医生告诉老李不必再吃钙片了，之后他又在医生的建议下接受了碘-131 治疗，过程简单而顺利，并没有感受到想象中的恶心、呕吐等痛苦，内分泌科医生为他开具了左甲状腺素钠片以帮助他进一步降低复发风险。经过数周的规范治疗，医生告诉老李，肿瘤没有扩散到肺部或其他器官并叮嘱他定期复查。尽管无法像年轻时那样放声高歌，但老李仍然觉得自己如获新生！

患者故事 3

　　小张在 30 岁时被诊断患有甲状腺微小乳头状癌。她接受了甲状腺左叶及峡部切除和中央区淋巴结清扫术，术后口服左甲状腺素钠片治疗，规律地复查和随访。在小张 34 岁时，颈部超声检查发现她的右侧甲状腺又长了一个肿瘤，而她自己并没有任何异常的症状出现。小张感到很疑惑，也对二次手术感到焦虑，但依然根据主诊医生的建议进行了穿刺活检，并在诊断得到证实后再次接受了右侧甲状腺切除术。手术很顺利,出院时医生增加了她的服药量。后来,小张每半年复查一次颈部超声和甲状腺功能,医生告诉小张,她已经达到了临床治愈的标准。

这几年来,小张从对甲状腺癌一无所知,到现在对它已经非常熟识并能够发自内心地接纳它,她还组建了病友群,安慰焦虑的病友要放宽心态、规范就医。小张最大的感触是甲状腺癌比想象中温和得多,积极面对它,在医生的帮助下进行有效的随访和监测,就可以恢复健康并享受正常的生活。

患者故事 4

小陈在 27 岁初次体检时发现了甲状腺癌,同时伴随降钙素和癌胚抗原水平异常升高,在完善了腹部超声等检查排除了其他部位侵犯后,他入院接受了双侧甲状腺切除术,最终确诊为甲状腺髓样癌。术后,主诊医生建议小陈完善家族性甲状腺癌 *RET* 基因筛查,发现他携带一个致病的突变位点,将此致病基因遗传给下一代的可能性为 50%,医生提醒小陈尽快带自己的父母和妹妹去医院做颈部超声检查。

后来,在辅助生殖医生的帮助下,通过植入前遗传学诊断技术,筛选了遗传学正常的胚胎植入母体子宫,小陈获得了一个不携带家族性甲状腺癌遗传基因的健康孩子。如今,小陈按时服药、定期复查、积极锻炼,看着孩子一天天健康快乐地成长,他觉得未来充满希望。

附录

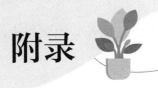

甲状腺癌相关名词解释

甲状腺 位于颈前部的内分泌器官,呈H形,形似盾甲。

甲状腺激素 由甲状腺合成和分泌的物质,包括三碘甲腺原氨酸(T3)、甲状腺素(T4),有助于调节生长和新陈代谢。降钙素(CT)由甲状腺C细胞分泌,调控血液中钙的水平。

甲状旁腺 紧密附于左右甲状腺叶背面,分泌甲状旁腺激素(PTH),调节体内钙的代谢并维持钙磷平衡。

桥本甲状腺炎 自身免疫性甲状腺疾病,由日本医生桥本首次发现并命名,以特殊超声检查表现及甲状腺过氧化物酶抗体(TPO-Ab)和/或抗甲状腺球蛋白抗体(anti-TGAb)升高为特点。

结节 一小块异常组织。

超声检查 使用声波扫描显示体内器官形态的检查。

计算机断层成像（CT） 使用多个角度的 X 射线来拍摄人体内部图像的检查，分为平扫和增强检查。

造影剂 在成像检查时注入体内的物质，可以使图像更清晰。

细针穿刺术（FNA） 在超声引导下，应用细针抽取少量细胞进行检测以辅助诊断。

转移 肿瘤细胞从原发肿瘤部位扩散到身体的其他部位。

分子检测 对细胞或蛋白质中促进肿瘤细胞生长的异常编码指令的检测。

癌症分级 根据肿瘤细胞的分化程度进行分级，一级是高分化，二级为中分化，三级为低分化或者未分化。分级越高，肿瘤细胞的分化程度越差，和正常组织相似度越小，恶性程度就越高，肿瘤越容易发生复发和转移，患者预后越差。

癌症分期 根据肿瘤生长和扩散程度进行分期，通常采用 T（原发肿瘤大小）、N（淋巴结转移数量）、M（是否有远处转移）分期法，分为Ⅰ期、Ⅱ期、Ⅲ期、Ⅳ期，其中Ⅰ期、Ⅱ期为早期，Ⅲ期、Ⅳ期为中晚期。

颈部淋巴结清扫术 切除颈部淋巴结和其他组织的手术。

喉返神经 颈部重要的神经结构，可以支配颈部肌肉，使声带紧张而发声。

神经监护 在颈部手术过程中采用外接设备客观评价有无神经损伤及损伤的程度。

放射性碘治疗 主要是利用甲状腺本身具备的浓集碘的能力和碘-131发射β射线，通过辐射生物效应来破坏甲状腺滤泡上皮细胞，使其萎缩，达到治疗的目的。

射频消融术　用电极针插入肿瘤组织内部，通过射频电流产生热量形成高温，使肿瘤组织内部蛋白质变性、坏死、凝固，肿瘤体积缩小，是一种治疗肿瘤的新方法。

对症治疗　并不针对引起肿瘤的病因或肿瘤本身，但针对肿瘤引起的临床症状采取的措施，也被称为姑息性治疗。

药物临床试验　指任何在患者或健康志愿者中进行的药物系统性研究，以证实或揭示试验药物的作用、不良反应等特征，目的是确定研究药物的疗效与安全性。

随访　根据实际需要，与诊治后的患者保持联系或要求患者定期来医院复查，以便对治疗效果进行评价，及时发现新的相关问题。

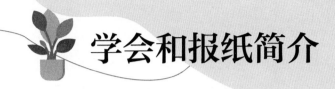

学会和报纸简介

本书由中国临床肿瘤学会患者教育专家委员会和《中国医学论坛报》组织编写。

中国临床肿瘤学会患者教育专家委员会

中国临床肿瘤学会（简称 CSCO）是由临床肿瘤专业工作者和有关企事业单位自愿组成的全国性专业学术团体，现已成为全球第三大临床肿瘤学专业学术组织。CSCO 患者教育专家委员会成立于 2019 年 7 月，是 CSCO 的第 39 个专家委员会。在肿瘤的诊治方面，患者教育专家委员会意义重大，它的成立标志着我国临床肿瘤事业的进步。规范的、体系化的患者教育将帮助患者更好地认识疾病、配合治疗、规避风险，真正实现"为患医治，以患为师"。近年来，患者教育专家委员会组织多位国内权威专家进行了一系列科普图书的编写工作，积极进行公益性患者教育，提供、宣传和推广专业、权威的科学抗癌知识，推动了我国肿瘤患者教育事业的蓬勃发展。

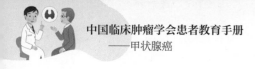

《中国医学论坛报》

  由中华人民共和国国家卫生健康委员会主管的《中国医学论坛报》创刊于1983年，目前为周报，发行范围覆盖全国，发行量达15万份。《中国医学论坛报》始终以提高临床医务人员的业务水平、更新其业务知识、开阔其眼界为己任。向读者及时、准确地提供国内外医药学重大新闻、最新进展、科研动态、先进临床经验以及国家医药科技发展和管理的政策、经验等信息，是报纸坚持不渝的办报方针。经过多年发展，《中国医学论坛报》已在各级医药工作者中产生巨大影响，成为临床医生可信赖的良师益友，为中国的健康事业作出了积极贡献。

08